I0074852

Dr GRELLETY

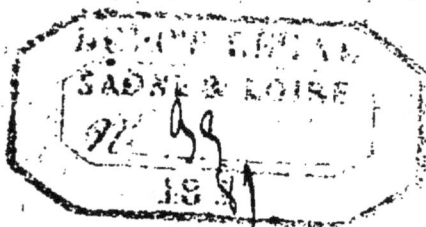

INDICATIONS

DE LA

CURE DE VICHY

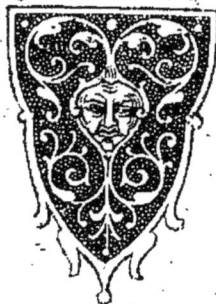

T$^{163}_e$
1978
(46)

INDICATIONS

DE LA

CURE DE VICHY

PAR LE

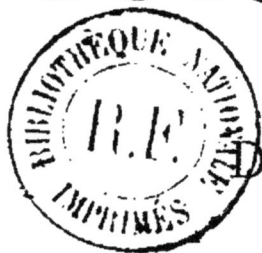

DR L. GRELLETY

Médecin consultant à Vichy
Secrétaire de la Société de thérapeutique, Médaille d'argent
des eaux minérales
Membre du Concours médical, des Sociétés d'hydrologie, d'hygiène,
Correspondant des Sociétés médicales de Bordeaux
Lyon, Lille, Nice, Le Mans, La Rochelle
Orléans, Tours, Reims, Marseille, Angers, Limoges, Toulouse
et Varsovie

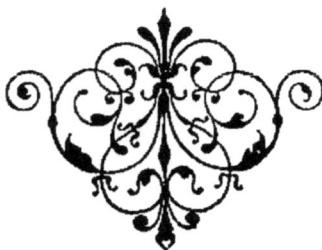

MACON
IMPRIMERIE PROTAT FRÈRES
—
1889

Te 163
1978 (46)

AU DOCTEUR CÉZILLY

DIRECTEUR ET FONDATEUR DU CONCOURS MÉDICAL

Mon cher ami,

Permettez-moi de vous dédier cette petite brochure, que j'ai rédigée particulièrement à l'intention des membres du Concours médical. A diverses reprises, quelques-uns de nos collègues m'ont demandé de leur résumer les indications de la cure alcaline. — Cet opuscule répond à leur désir et je le place sous votre patronage, car vous avez été le trait d'union sympathique entre un certain nombre d'entre eux et moi.

constitution goutteuse ou en rapport avec des digestions défectueuses, est presque toujours guérie par l'Hôpital et les Célestins combinés, les autres formes de gravelle, surtout la gravelle phosphatique, se trouvent mieux à Vittel, Contrexéville, etc.

La période de la maladie est importante à considérer, puisque nos eaux n'ont de chance de réussir que dans les deux premiers degrés de la néphrite, parenchymateuse ou interstitielle, que dans le diabète floride, que lorsque la goutte n'a pas complètement débilité le malade, etc.

La date elle-même n'est pas indifférente, car les mois de mai et de septembre, qui sont les plus calmes, les moins encombrés, conviennent mieux à certains malades placides, habitués au confortable, que les mois de juillet et d'août, avec leur chaleur et leurs excitations mondaines. L'affluence est considérable dans la période estivale proprement dite ; le cube respiratoire devient insuffisant, surtout dans certaines salles à manger, mal ventilées, où une centaine de personnes s'accumulent deux fois par jour. Au bout d'un quart d'heure, pour peu que le thermomètre ait atteint au dehors des hauteurs fantaisistes, la température devient intolérable, malgré les éventails qui s'agitent avec frénésie. Un pareil milieu ne saurait convenir à la plupart des dyspeptiques et des hépatiques.

Ce n'est pas tout, il faut faire la queue aux sources, accepter pour le bain des séries très

stations peu éloignées), que de vouloir en
étendre l'emploi outre mesure, en dehors de
données bien prudentes et bien justifiées. Il
est essentiel de réagir contre l'engouement
systématique du public qui, par reconnaissance
ou par ignorance, se figure que nous pouvons
tout guérir. Du moment qu'une personne s'est
bien trouvée de son traitement, d'autres membres
de sa famille, sans même prendre l'avis de leur
conseiller habituel, se mettent en route et sont
ensuite fort étonnés qu'on les renvoie ou que
le résultat de la cure, ainsi entreprise, ne soit
pas toujours favorable.

Ces mécomptes sont surtout sensibles pour
les malades abandonnés à leur propre direction,
qui se figurent naïvement qu'il suffit de boire
copieusement à la première source venue, pour
retrouver santé et jeunesse.

Même pour ceux qui ont déjà fait une première
cure alcaline, il peut être survenu, dans l'intervalle, des modifications qui commandent un
changement de station ou une plus grande
réserve dans le traitement interne et externe :
C'est ainsi qu'une gravelle urique, après avoir
été considérablement amendée, pendant un premier séjour de trois semaines, pourra être
aggravée, l'année suivante, si, dans l'intervalle,
elle s'est compliquée de cystite ou d'une lésion
rénale. Les affections similaires demandent également à être distinguées les unes des autres,
car, tandis que la gravelle urique, liée à une

INDICATIONS

DE LA

CURE DE VICHY

Voilà la dix-septième saison thermale que je commence à Vichy. Dans ce long espace de temps, j'ai eu l'occasion plus d'une fois de recevoir des malades qui n'auraient pas dû être dirigés sur les bords de l'Allier. Des confrères eux-mêmes y sont venus, avec une dernière espérance, malgré des contre-indications très nettes. Pour éviter des déplacements onéreux aux clients et des froissements à leurs médecins, on ne saurait donc trop préciser et répandre les notions essentielles qui doivent présider au choix d'une station.

Dans mes ouvrages antérieurs, j'ai tenu à restreindre autant que possible le cadre des affections chroniques, qui sont tributaires de nos eaux bicarbonatées sodiques. Ce serait les déprécier que de les considérer comme une panacée universelle (ce qui se fait ailleurs, dans d'autres

Votre Association aujourd'hui si prospère, qui a tant contribué à resserrer les liens de confraternité parmi les médecins qui en font partie, est destinée à devenir une vraie puissance, où chacun mettra en pratique le grand principe : Aidons-nous les uns les autres !

C'est un beau résultat et je saisis avec empressement cette occasion, pour vous adresser les félicitations que vous méritez et me dire, une fois de plus,

Votre tout dévoué,

Dr GRELLETY.

matinales, se heurter partout à la foule; le Casino regorge de monde et les théâtres sont transformés en étuves; les routes sont poussiéreuses; les excursions dans les environs ne sont tolérables que le soir, puisque le matin est pris par les visites à la buvette, par la douche, les inhalations, etc. Tout cela n'est acceptable que pour les habitants des grandes villes, qui choisissent de préférence ce moment pour déserter les fournaises citadines. Mais pour les provinciaux, les ruraux raisonnables, avides de grand air, qui ne sont pas affamés de plaisirs et songent à leur santé plutôt qu'aux distractions, je conseille nettement le début et la fin de la saison balnéaire, surtout juin et septembre.

Après ces considérations générales, je vais aborder successivement la description des divers états pathologiques, qui sont traités à Vichy avec succès. Ce sont les dyspepsies gastro-intestinales, les coliques hépatiques et certaines hépatites, le diabète, la goutte, la lithiase urique et les coliques néphrétiques, les dermatoses de nature arthritique.

DYSPEPSIES

GASTRO - INTESTINALES

Les eaux de Vichy sont indiquées dans la plupart des opérations chimiques défectueuses du tube digestif, avec ou sans lésions anatomiques, mais surtout dans les perturbations de tout ordre qui modifient l'intégrité des sécrétions de l'estomac et la constitution du suc gastrique. Je n'ai pas à me prononcer entre les anciens partisans de la gastrite catarrhale et les adeptes des idées de M. Germain Sée, qui soutient : 1° qu'il n'y a pas de catarrhe muqueux sans dyspepsie, mais qu'il y a des dyspepsies sans catarrhe; 2° que la lésion n'est que le *substratum* anatomique de la dyspepsie, qui n'en est pas moins et uniquement de l'ordre chimique. Du moment qu'un malade présente, d'une façon permanente ou périodique, des enduits saburraux de la langue, avec mauvais goût de la bouche, inappétence, état nauséeux, flatulence, éructations nidoreuses, aigreurs, alternatives de diarrhée et de constipation ; du moment que l'on constate une altération dégénérative ou atrophiante des glandes à pepsine, laquelle est altérée ou diminuée; lorsque les sécrétions muqueuses tendent à prédominer, qu'il y a insuffisance notoire de pepsine, atonie des plans musculaires, etc., devant la répétition de ces symptômes, il n'y a pas à hésiter; après avoir recherché leur point de départ, s'ils sont en rapport avec ce qu'on est convenu d'appeler la constitution arthritique, s'ils sont la conséquence d'erreurs de régime, d'une mauvaise hygiène, d'habitudes vicieuses, pour peu surtout qu'ils relèvent des affections qui sont elles-mêmes tributaires des eaux de Vichy, comme la goutte, les maladies du rein et du foie, depuis l'affection calculeuse jusqu'à la cirrhose, etc., il n'y a plus qu'à diriger le patient vers les sources de l'Hôpital ou de la Grande-Grille, qui sont surtout favorables en pareil cas.

Elles parviennent à modifier les procédés ultérieurs de la digestion, moins en agissant d'une façon immédiate qu'en imprimant peu à peu à l'économie une modalité particulière, en vertu de laquelle les sécrétions redeviennent normales.

La dyspepsie, on peut le dire, varie selon chaque individu. Les formes minutieusement décrites, comme la dyspepsie acide, la dyspepsie flatulente, la dyspepsie douloureuse ou gastralgie, ne se rencontrent pas isolément, d'une façon générale; elles empiètent mutuellement l'une sur l'autre.

C'est précisément parce que la cure alcaline agit d'abord sur la constitution du malade, qu'elle peut ensuite, d'une façon secondaire, modifier les accidents locaux. Les moins influencés sont ceux qui ont une origine nerveuse ou sont franchement douloureux. Les crises lancinantes, dilacérantes chez les uns, brûlantes chez les autres, sont plus avantageusement modifiées par les eaux de Pougues ou de Plombières.

Il faut deux conditions pour que les eaux de Vichy puissent être employées utilement dans la gastralgie : Il est nécessaire, d'une part, que cette gastralgie tienne à des causes organiques ou fonctionnelles, qui soient de nature à être effectivement modifiées par ces eaux ; il importe, d'autre part, que les phénomènes névralgiques n'existent pas actuellement et ne se trouvent pas ainsi exposés à être exaspérés par le traitement, car l'action générale, admise plus haut, n'exclut pas l'action locale.

De l'avis du professeur Germain Sée (*Des dyspepsies gastro-intestinales*, page 285), « le sel sodique, dans les dyspepsies par décomposition putride des aliments, neutralise une partie de ces produits de fermentation, entre autres l'acide lactique et les acides gras. Dans les dyspepsies par défaut d'acide ou de peptone, le sel sodique augmentant la sécrétion du suc gastrique, c'est-à-dire l'acidité aussi bien que le ferment pepsique, se trouve nettement indiqué. »

Son utilité lui semble moins prouvée dans les dyspepsies par excès de mucine; il est cependant possible, ajoute-t-il, que le mucus se détruise dans une grande quantité d'alcali et dès lors ne nuise plus à l'action du suc gastrique.

On parvient certainement à restreindre l'état catarrhal, en combinant le lavage de l'estomac avec l'usage interne de la source choisie. Des malades qui ne pouvaient tolérer que du lait, depuis plusieurs mois, chez lesquels la pensée de boire une eau tiède répugne par avance, arrivent très bien à la supporter sans nausées; ils retrouvent de l'appétit et parviennent à manger ou plutôt à digérer comme tout le monde, en fort peu de temps.

L'intestin subit le contre-coup favorable de cette amélioration, car, si la dyspepsie gastrique est quelquefois la conséquence ou le complément d'un trouble intestinal primitif, l'influence contraire de l'estomac sur les entrailles est vraisemblablement plus habituelle.

On peut d'ailleurs observer, du côté des intestins, des phénomènes analogues à ceux qui existent dans l'estomac : les aliments ne sont pas digérés et leur passage s'accompagne d'épreintes, de débâcles; tantôt on constate une production gazeuse exagérée; tantôt l'abdomen est en proie à une excitabilité excessive et le siège de symptômes douloureux, variables par leur intensité comme par leur nature. On n'est pas encore bien fixé sur plusieurs points obscurs de la pathologie intestinale; mais l'expérience a appris qu'on pouvait user avec succès des eaux de Vichy, soit en boisson, soit en bains (c'est le triomphe de la balnéation) ou en douches ascendantes, dans l'inflammation chronique, alors surtout qu'il existe une diarrhée pseudo-membraneuse; dans la convalescence des dysenteries, contractées dans les pays chauds ou les régions marécageuses, dans un certain nombre de cas où il existe des alternatives de constipation, avec sensation de constriction, de pesanteur, de douleur; dans ce que M. Glénard, de Lyon, a appelé l'entéroptose. Dans ce cas, le coude droit du côlon ascendant est abaissé et entraîne le côlon transverse, qui se place en écharpe au travers de l'abdomen. L'estomac lui-même suit le mouvement et s'abaisse. En même temps, il peut exister une chûte de tout le paquet de l'intestin grêle, dont les anses rétrécies, revenues sur elles-mêmes, forment un poids qui tire sur l'artère mésentérique. Celle-ci, comprise dans l'épaisseur du repli péritonéal l'entoure, forme une véritable corde qui aplatit le duodenum. De là, obstacle à la progression des matériaux de la digestion, dilatation du duodenum et, *secondairement*, celle de l'estomac; de là encore tous les troubles physico-chimiques d'une digestion gravement entravée et toutes sortes de retentissements réflexes ou infectieux sur le cerveau, le cœur, les poumons, la nutrition générale. Le foie se congestionne

et peut s'abaisser aussi, ainsi que la rate et surtout le rein. Des déviations utérines peuvent
également compliquer le tableau. A l'usage des
eaux, il convient d'ajouter chaque jour 5 à
10 grammes de sulfate de soude et de lutter
contre les déplacements intestinaux par des
sangles spéciales, munies de pelotes.

Des indications analogues s'imposent, sauf le
bandage, dans ce que Potain a décrit sous le
nom de colite chronique. L'éminent médecin
recommande indifféremment les eaux de Vichy,
de Châtelguyon, de Plombières, surtout s'il
s'agit d'un sujet manifestement entaché d'arthri-
tisme, et Néris, s'il s'agit d'un malade nerveux :
« En un mot, dit-il, c'est plus encore au traitement général qu'à la lésion locale qu'il faut
s'adresser, pour obtenir une guérison définitive. »

Je n'ai pas à entrer dans les détails complexes
et variables, selon les cas, du traitement. Je me
bornerai à dire que diverses médications acces-
soires, parmi lesquelles se place en première
ligne l'hydrothérapie, viennent ajouter leurs
heureux effets à ceux de la cure alcaline. Le
système nerveux est souvent troublé et l'eau
froide nous rend de réels services pour y remé-
dier. En outre, du fait de leur déplacement, les
malades sont soustraits à leurs mauvaises habitudes ordinaires, aux entraînements qui les solli-
citent, dans leur milieu ; ils échappent aux tracas
de la vie, aux exigences sociales, aux soucis de
famille ; ils goûtent un repos bienfaisant et se

plient surtout plus volontiers aux nécessités d'un régime sévère ; ils sont obligés de faire de l'exercice, de mastiquer d'une façon convenable, d'éviter les excès de table et tous les mets suspects.

Je ne terminerai pas sans insister sur la nécessité qui s'impose de traiter de bonne heure la dyspepsie, quelle que soit sa forme, car elle aboutit non seulement à l'anémie, mais elle peut encore, par l'intermédiaire des altérations du sang, favoriser et même produire de toutes pièces la plupart des dégénérescences organiques. Quelque éloignée que soit son influence sur les manifestations tuberculeuses, cancéreuses, etc., on ne saurait la mettre en doute.

J'ajoute que la contre-partie est également vraie : les troubles dyspeptiques, qui paraissent quelquefois précéder de longtemps la phthisie pulmonaire, peuvent aussi bien annoncer la période·latente de l'évolution tuberculeuse que donner naissance à celle-ci.

Inutile d'ajouter que la coïncidence d'une tuberculose avérée ou d'un néoplasme quelconque, ainsi que l'existence d'une lésion cardiaque, commandent des soins spéciaux et constituent une contre-indication formelle.

LITHIASE BILIAIRE

COLIQUES HÉPATIQUES

HÉPATITES, CIRRHOSE

Le traitement de la lithiase biliaire, celui de la jaunisse, des poussées hypérémiques et des horribles douleurs qui constituent la colique hépatique, représentent l'indication la plus nette, la plus indiscutable de la cure de Vichy. La Grande Grille fait merveille dans tous ces cas, dans tous ces états mal définis, caractérisés par la rétention biliaire, par une certaine augmentation du foie, par l'émission de sables biliaires ou de cholélites de petite dimension. Ces pléthores locales, qui reconnaissent les causes les plus diverses, doivent être attaquées sans retard, si l'on ne veut pas qu'elles aboutissent à des lésions irrémédiables. Il est facile d'en avoir raison, en s'y prenant de bonne heure. On ne retrouve *nulle part*, d'après Vigla, des ressources

aussi efficaces : « Mon opinion, dit-il, sur la cure de Vichy, pour les coliques hépatiques, est qu'aucune eau, pour quelque maladie que ce soit, ne présente une efficacité aussi grande. »

Ouvrez n'importe quel ouvrage classique, tous les auteurs sont unanimes à affirmer cette vérité. A la page 34 de ses leçons thérapeutiques (*Traitement des maladies du foie et des reins*), M. Dujardin-Beaumetz déclare que les alcalins, en modifiant les fonctions de nutrition, en régularisant les fonctions digestives, en calmant les inflammations de la muqueuse duodénale, en agissant sur la circulation du foie et en modifiant la bile, ont une action manifeste sur l'excrétion de la bile et sur la glande hépatique.

J'ai beau être disposé à un optimisme, qui se comprend facilement, chaque été, j'ai l'occasion de constater des guérisons stupéfiantes par leur rapidité. Je pourrais citer de nombreuses observations. Je me contenterai d'en effleurer quelques-unes. Voici d'abord l'histoire d'une malade du Dr Garseaux, qui avait eu constamment des crises hépatiques pendant plus de six mois. Elle avait maigri de 56 livres. Le foie était énorme ; on le vit diminuer de jour en jour, après la première semaine de traitement ; les douleurs disparurent complètement, l'appétit revint, l'embonpoint aussi, à tel point que le mollet de la malade avait gagné dix centimètres de tour, après un séjour de deux mois. La diminution graduelle du foie permit de constater un

BIBLIOTHÈQUE NATIONALE

kyste hématique, qui fut opéré avec succès, bien qu'un peu de sucre eût apparu dans les urines. Pas une seule crise hépatique, ni un incident pénible, depuis plusieurs années.

Un autre malade, vu par MM. Hardy, Beaumetz et Surre, présentait un foie tellement développé, qu'il remplissait presque tout le côté droit ; il était dur et bosselé, au point de donner l'idée d'une tumeur cancéreuse. En moins d'un mois, il était rentré dans l'alignement ; la jaunisse et les démangeaisons qui empêchaient le sommeil avaient aussi disparu, et, depuis lors, M. J., qui est revenu à deux reprises à Vichy, par prudence, n'a plus rien présenté d'anormal.

On peut citer quelques insuccès, par ci, par là, surtout chez les dames qui sont au moment de la ménopause, chez les hommes que leur profession condamne à une vie sédentaire ou à l'abus des spiritueux, chez ceux qui portent un néoplasme non soupçonné, en voie d'évolution, qui n'est diagnostiqué que plus tard ; mais, règle générale, une première cure suffit souvent pour arrêter les coliques hépatiques ; une seconde, une troisième, sont quelquefois nécessaires ; mais si les crises se reproduisent, dans l'intervalle, c'est avec une atténuation très nette ; elles sont plus espacées et plus courtes.

Un million de personnes, atteintes du côté du foie, ont certainement passé par Vichy, depuis le commencement du siècle ; tout contrôle est évidemment impossible ; mais je pense ne rien

exagérer, en supposant que, sur ce chiffre considérable, un millier à peine n'en ont pas obtenu de bons effets. Doublons, triplons le chiffre, si vous le voulez, car je ne connais pas de médication qui ait jamais donné des résultats comparables.

Ce qui précède tend à établir que la cure de Vichy peut devenir une sorte de pierre de touche, permettant de se prononcer avec netteté. C'est aussi l'avis de l'auteur de l'article *Vichy*, dans le nouveau dictionnaire de Jaccoud (tome trente-neuvième, page 466). A propos des difficultés du diagnostic pathogénique de l'ictère, dans certains cas, il pense qu'il est sage de conseiller au malade une cure qui « prudemment conduite » ne saurait aggraver son état, qui peut aussi amener une guérison inespérée et sert dans tous les cas à éclaircir la situation.

« En poursuivant l'énumération des affections hépatiques, dans lesquelles la cure de Vichy montre une efficacité incontestable, lit-on dans le même ouvrage, nous trouvons la congestion du foie, qui est généralement symptomatique (congestion accidentelle de la lithiase biliaire, congestion des arthritiques et des goutteux, etc.), ou le prélude de la première phase, ou encore le reliquat, soit d'une phlegmasie aiguë, soit d'un processus de sclérose, qui peuvent ne pas aboutir (congestion alcoolique, paludéenne, des pays chauds). Quelle que soit l'origine de cet état morbide, sauf s'il est d'origine cardiaque, et par

conséquent à forme passive, la cure de Vichy exerce à peu près constamment une action des plus favorables, pourvu que le malade soit soustrait aux influences qui ont déterminé la localisation hépatique..... C'est parce que nous avons vu plusieurs fois l'évolution de la sclérose alcoolique s'arrêter au début, que nous préconisons avec une certaine confiance la médication alcaline, d'autant mieux que les moyens efficaces, en pareil cas, ne sont pas nombreux. — Si le traitement hydro-minéral a quelque chance d'amener un résultat favorable dans la première période de la cirrhose alcoolique, il sera encore mieux indiqué dans la cirrhose biliaire, hypertrophique ou non, avec ou sans ictère, surtout si elle a pour origine la cholélithiase.

« Dans la dégénérescence graisseuse et amyloïde, l'opportunité du traitement est très aléatoire; son mérite le plus clair est d'être inoffensif. »

Dans diverses communications, M. Troisier a établi :

1° Que certaines formes d'hépatite alcoolique peuvent avoir un processus subaigu;

2° Que l'exsudat, au lieu de s'organiser en tissus fibreux, peut se résorber graduellement et permettre le rétablissement de la circulation;

3° Que la cirrhose vulgaire, même à la période confirmée, peut subir un temps d'arrêt et rétrocéder, le pronostic étant ainsi moins constamment sombre qu'on ne l'a enseigné jusqu'ici.

Dans la séance du 14 décembre 1888, à la Société médicale des hôpitaux, M. Troisier a présenté un de ses malades, guéri depuis deux ans d'une cirrhose alcoolique, quoique le foie soit resté un peu gros. Dans la même séance, MM. Hallopeau et Joffroy ont publié des faits analogues. En 1874, M. Hayem a rapporté l'observation d'un cas d'hypertrophie énorme du foie, sans altération des voies biliaires, dans lequel la survie avait été de 10 à 12 ans. Ces cas sont rares, à Paris du moins, car, depuis, c'est à peine s'il en a observé deux ou trois. Chez ces malades, on ne trouve ni alcoolisme, ni syphilis, ni fièvre intermittente dans les antécédents. Il en observe un depuis deux ans, qui, actuellement, peut être considéré comme guéri.

Il y a donc, en dehors de la cirrhose alcoolique, ou tout au moins de l'hépatite interstitielle, d'autres formes d'hépatites susceptibles d'une terminaison heureuse. J'en ai eu la preuve, à diverses reprises, et c'est pour cela qu'il faut se garer du découragement, en pareil cas.

J'engage tout particulièrement mes confrères à ne pas considérer avec indifférence les poussées congestives avec teinte subictérique, douleurs vagues, qui se produisent chez beaucoup de femmes, au moment de leurs époques, surtout aux approches de l'âge de retour et lorsqu'il existe de la métrite chronique. Si on ne les combat pas par les alcalins, l'hydrothérapie, l'exercice, les laxatifs, le régime, etc., il est rare que des complications ne surviennent pas. Ce ne sont pas seulement les coliques hépatiques, mais d'autres accidents plus graves encore, qui viennent affliger la période critique. Cette situation précaire de beaucoup de dames, au moment de la quarantaine, est très fréquente; elle a été préparée par des habitudes sédentaires, l'usage d'un corset trop serré, par les intoxications d'origine digestive, par l'abus des mets trop épicés et l'irrégularité des repas, par toute la série des pléthores locales, qui entravent l'excrétion biliaire, par gêne mécanique. C'est le cas de la grossesse, des affections de l'utérus et de ses annexes, etc., qui agissent, non seulement en mettant un obstacle au libre cours de la bile, par la compression et le repos qu'elles nécessitent, mais en créant un trouble général de la nutrition, dont l'influence est certainement à redouter.

La surcharge graisseuse, qui coïncide fréquemment avec un amoindrissement de l'activité circulatoire et de la tonicité des conduits biliaires, vient encore aggraver la situation.

Une cure annuelle, continuée jusqu'à ce que tout soit rentré dans l'ordre, a permis à beaucoup de dames de franchir la mer rouge, sans souffrances sérieuses, et de survivre à tous les dangers qui les menaçaient. J'ai plusieurs clientes qui se maintiennent de la sorte, en revenant régulièrement se traiter, dès qu'elles se sentent menacées.

Cela devient indispensable pour beaucoup de femmes qui habitent les pays chauds ; l'influence prolongée des hautes températures est indéniable. Sans doute la dysenterie et l'hépatite sont de tous les climats ; mais il est hors de doute que ces deux affections ne sont jamais aussi fréquentes et aussi graves que dans les pays chauds, où d'ailleurs on abuse de l'alcool. C'est lui le plus grand ennemi du foie et on le retrouve presque toujours à l'origine des cirrhoses toxiques, lesquelles sont aussi complexes que la qualité des alcools ingérés (Chauffard).

Il importe dès lors de se souvenir que les congestions du foie forment le point de départ des lésions de texture de cet organe ; la thérapeutique peut à ce moment prétendre à un succès que plus tard elle chercherait en vain, ou du moins qu'elle n'obtiendrait que bien plus difficilement, lorsque, par exemple, on se trouve en présence des trois types alcooliques, dans tout leur épanouissement, la cirrhose à grosses granulations, la cirrhose à petites granulations et la cirrhose hypertrophique graisseuse.

Dans les familles de race goutteuse, on note assez fréquemment la transmission de l'ictère et de la lithiase biliaire des parents aux enfants.

L'affection calculeuse se montre chez des rejetons dont le père et la mère avaient une autre maladie du foie. Il en résulte que, dans l'intérêt du fœtus, il est quelquefois prudent, même pendant la gestation, de chercher à modifier l'organisme de la mère. L'innocuité de la médication alcaline, sagement dirigée, pendant la grossesse, est parfaitement établie; elle peut empêcher les accidents hépatiques qui résultent de la gêne apportée à la circulation de la veine porte, par le développement de l'utérus gravide.

L'ictère catarrhal, qui est consécutif à une cholécystite, c'est-à-dire à l'inflammation des conduits excréteurs de la bile, inflammation le plus souvent secondaire et résultant presque toujours d'une irritation plus ou moins vive de la partie supérieure de l'intestin, du duodénum, peut s'accompagner de phénomènes douloureux, analogues à la colique hépatique. Vulpian et d'autres ont démontré qu'il peut se former, dans ces cas, une sorte de bouchon muqueux, qui oblitère les conduits excréteurs à la façon des calculs biliaires.

Les eaux de Vichy servent alors à combattre la cause et l'effet; l'amélioration qu'elles impriment à l'économie porte sur le tube digestif et sur la glande hépatique.

Les formes frustes de la colique hépatique ont beaucoup de rapport avec la gastralgie proprement dite; il importe de ne pas les confondre, car, comme je l'ai déjà dit, dans ce dernier cas, le succès est beaucoup moins constant. Lorsqu'il s'agit de gros mangeurs, on leur recommande d'abord la sobriété; mais, si, malgré la discrétion alimentaire, les douleurs sourdes vers l'hypochondre droit persistent, ainsi que la teinte ictérique de l'œil et des téguments, il y a lieu d'admettre une fluxion irritative du foie et l'usage des alcalins s'impose. Bien entendu, la présence de graviers biliaires dans les selles (il ne faut pas les confondre avec des grains de fraises et autres fruits) lèvera tous les doutes dans les cas embarrassants, et dictera la conduite à tenir. Il ne sera pas inutile de rappeler qu'il n'y a pas de rapport absolu entre les dimensions des dépôts biliaires et l'intensité des phénomènes douloureux qui accompagnent leur expulsion. Il est naturel de penser à une angéiocholite, à une cholécystite, pour expliquer la douleur qui accompagne l'apparition des gros calculs; mais des dépôts à peine visibles peuvent coïncider avec des phénomènes irritatifs presque identiques. Peut-être sont-ils dus à des névralgies secondaires du plexus nerveux du foie; la supposition est vraisemblable; mais l'intensité des accidents phlegmasiques et douloureux nécessite une prompte intervention. C'est dire que je suis partisan de la suppression de la douleur, de la bonne, de la sainte anesthésie, chaque fois qu'il est en notre pouvoir de la faire disparaître. Je ne crois pas que la souffrance soit nécessaire à l'expulsion des concrétions hépatiques ou rénales, comme quelques médecins le pensent encore. N'ayant plus la crainte d'être trop éprouvés, les malades sont ensuite plus disposés à ingérer l'eau de la Grande-Grille, qui prévient l'accroissement des calculs, empêche la formation de nouveaux corps

étrangers, facilite l'élimination des dépôts choles-
tériques et autres déjà formés, et fait perdre finale-
ment à l'économie la fâcheuse disposition qu'elle
avait contractée : « Que la théorie chimique
soit juste ou erronée, ajouterai-je avec M. Hirtz
(*Nouv. dict. de méd. et de chir. pratiques*, p. 598
T. A.), que les exsudats interstitiels ou cellu-
laires du foie deviennent ou non solubles, que
la bile devienne plus fluide et plus abondante,
que le mucus vésical, ciment habituel des calculs,
se dissolve, en réalité, nous n'avons aucune raison de le nier; nous inclinons même à le croire.
Mais ce que nous croyons surtout, c'est qu'un
grand nombre d'engorgements du foie, les infil-
trations graisseuses surtout, se résolvent sous
l'influence des eaux de Vichy, c'est que la
diathèse calculeuse diminue (voilà le point capi-
tal) et peut se dissiper, sans que les calculs tout
formés se dissolvent; ce que nous savons enfin,
par notre propre expérience, c'est que beaucoup
d'ictères chroniques, liés au catarrhe des voies
biliaires, se guérissent par la même médication. »

L'urobiline paraît être le pigment du foie tor-
pide ou altéré. Dans l'urobilinurie passagère,
M. Hayem a trouvé ordinairement de la stase
veineuse du foie et souvent aussi un léger
catarrhe des voies biliaires; dans l'urobilinurie
habituelle, persistante, le foie est toujours gravement altéré (cirrhose, cancer, dégénérescence
graisseuse avec ou sans hypertrophie, etc.); dans

tous les cas, il y a une infiltration ou une dégénérescence graisseuse de la cellule hépatique. Enfin la bile est peu abondante, plus ou moins muqueuse, en partie décolorée et chimiquement altérée.

Par conséquent, dans le premier cas, lorsque le phénomène est passager, peu intense, qu'il est lié simplement à des modifications temporaires de la sécrétion et de la circulation du foie, le malade peut se guérir à Vichy ; mais on ne doit qu'exceptionnellement compter sur une amélioration, dans le second cas, lorsqu'il existe une grave lésion viscérale. L'abstention me paraît préférable, lorsqu'il y a infiltration et dégénérescence graisseuse, confirmées, des cellules hépatiques.

Les engorgements chroniques de la rate, qui sont surtout en rapport avec l'impaludisme, sont vraisemblablement amendés de la même manière et par le même processus que plus haut. Le sel arsenical qui prédomine dans plusieurs sources, Mesdames, Lardy, etc., possède une réelle action sur le parenchyme splénique. L'hydrothérapie possède également une action très efficace sur ces engorgements viscéraux, surtout au début de la maladie. Peu importent du reste les théories; l'essentiel est que la pratique médicale ait consacré l'usage des eaux de Vichy, en pareil cas, et que leur emploi soit couronné de succès.

DIABÈTE SUCRÉ

Les diabétiques viennent de plus en plus à Vichy, surtout ceux qui sont dans la force de l'âge, ont un certain embonpoint et ne présentent pas d'azoturie prononcée, d'une façon permanente. J'en ai connu qui se maintenaient en bon état, sans aucune complication, depuis plus de vingt ans, en répétant la cure alcaline, chaque été. Ce premier résultat est très important à signaler, car le diabète constitue une imminence morbide de tous les instants; l'Iliade des maux qui menacent ces malades est telle, qu'on peut dire qu'ils côtoient constamment un précipice; ils meurent surtout par les complications que nos eaux contribuent à prévenir.

Du moment que le diabète abandonné à lui-même s'aggrave presque fatalement, il est tout naturel d'avoir recours aux alcalins, dont l'emploi peut rationnellement se déduire de la plupart des théories, qui ont été formulées sur l'origine du diabète. J'estime qu'il est de la plus

haute importance de prévenir les troubles digestifs, le défaut d'assimilation, car des digestions
insuffisantes ont toujours de la gravité, en ce
sens qu'elles peuvent être le signal de l'amaigris-
sement et de la consomption finale.

Mais ce n'est pas seulement sur le tube digestif
que nos sources agissent avec avantage. Leurs
effets se font rapidement sentir et se traduisent
par des modifications importantes de l'urine :
« La polyurie diminue (Lecorché, *Traité du
diabète*), les mictions se modifient. Elles sont
moins fréquentes la nuit et se rapprochent de
l'heure du repas, c'est-à-dire qu'elles reprennent
à peu près leur caractère normal. En même
temps, la soif et la sècheresse de la bouche dispa-
raissent, et, dès la première semaine, parfois
même dès les premiers jours, baisse la glycosurie.
Elle peut même disparaître complètement. Le
plus souvent, l'élimination du sucre persiste,
mais dans des proportions moins grandes qu'à
l'arrivée du malade. Son appétit devient plus
considérable et il perd peu à peu le dégoût qu'il
avait pour les aliments azotés. L'amélioration de
l'état général, le retour des forces, du moral et
du sommeil, suivent de très près les changements
subis par l'urine. Les eaux alcalines font, à n'en
pas douter, disparaître tous les symptômes dus
à l'intoxication sucrée. »

Et plus loin, M. Lecorché fait remarquer que
l'action des eaux de Vichy, fût-elle passagère,
n'en serait pas moins très utile à l'état ultérieur

du malade, attendu que la glycosurie ne reparaît pas de suite avec la même intensité et qu'on peut, à l'aide d'un régime approprié, lui assigner des limites qui ne sont pas incompatibles avec la santé : « Il suffit alors de revenir, de temps à autre, à l'usage des eaux de Vichy, de recommencer une saison, pour prévenir les dangers d'une intoxication et ralentir la marche du diabète. »

Voilà des affirmations bien nettes ; elles prennent une réelle importance sous la plume si compétente de leur auteur. Je n'y ajouterai que peu de chose, car ce qui précède fixe les limites de l'optimisme, au sujet de la médication complexe de Vichy, qui ne comprend pas seulement l'usage de 4 ou 5 verres d'eau par jour, mais encore la balnéation et surtout la douche générale, les inhalations d'oxygène, le massage, l'exercice, un régime rigoureux, l'emploi de divers médicaments, comme le bromure de potassium, lorsqu'il est indiqué, etc. Cette médication est avant tout *palliative;* elle n'est qu'exceptionnellement *curative,* quoique je constate tous les ans quelques guérisons persistantes. La règle est une amélioration générale des malades qui nous arrivent exténués, avec cent, deux cents grammes de sucre, repartent n'en ayant plus que des traces et après avoir récupéré leur énergie, à tous les points de vue.

Ce résultat constitue un puissant argument contre la fameuse cachexie alcaline, dont on n'ose

guère plus parler aujourd'hui. Si elle existait,
on devrait la rencontrer de préférence chez les
diabétiques de plus en plus nombreux, qui, fixés
sur les bords de l'Allier, boivent presque conti-
nuellement de l'eau minérale, même à assez
forte dose.

Il n'en est rien cependant, et le facies coloré
et l'entrain de la plupart d'entre eux, qui ont
pourtant passé la soixantaine, constituent une
protestation vivante, dont l'évocation mérite
d'être prise en sérieuse considération.

C'est à dessein que j'ai dit plus haut combien
étaient variées les ressources, dont nous dispo-
sons contre le diabète; des établissements privés,
admirablement outillés, nous permettent d'utili-
ser leurs ressources, selon les cas, selon les indications. Celles-ci varient selon chaque sujet ;
le diabète n'est pas un ; la glycosurie qui en est
le principal symptôme a probablement des ori-
gines différentes. C'est dire que toute méthode
systématique est un non-sens en principe.
Ceux qui ont essayé en toute confiance l'eau
lithinée arsénicale, si pompeusement annoncée
par le D\r Martineau, ont dû constater par leurs
mécomptes la vérité de cette assertion. Certes,
ce siphon de gaz carbonique, chargé de carbonate
de lithine et d'arséniate de soude, peut être uti-
lisé dans certains cas ; je le prescris volontiers,
pour mon compte, dans diverses circonstances
que je n'ai pas à indiquer ici ; mais ce n'est pas
une panacée ; il n'y en a pas contre le diabète et

il faut s'estimer très heureux lorsqu'on est suffisamment armé, avec des moyens multiples, pour lutter contre la redoutable affection.

En somme, chaque nouveau traitement comporte une sorte de rénovation, tout concourt à relever les organismes déchus.

Je ne fais de réserves que pour les diabétiques qui présentent des plaies d'aspect gangréneux. J'en ai reçu quelques-uns, qui avaient longtemps résisté à un déplacement et qui s'étaient décidés tout à coup, sans même prendre l'avis de leur médecin habituel, par peur de la gangrène. Il est alors généralement trop tard et je n'ai pas constaté de bons effets du traitement, qui est d'ailleurs entravé par l'impotence des victimes.

J'en dirai presque autant des diabétiques qui n'ont plus de réflexes tendineux, ce qui indique un état prononcé de déchéance organique; cette abolition de l'excitabilité médullaire doit faire redouter les opérations chirurgicales et toute intervention thérapeutique énergique. L'âge n'est pas une contre-indication; il semble, au contraire, que la gravité du mal diminue avec le temps; après cinquante ans surtout, l'état des malades reste à peu près stationnaire; ils ont un coefficient de sucre, que nous parvenons à abaisser, mais qui est rarement dépassé. Il y en a que je suis depuis plus de dix ans, et qui n'ont jamais eu plus de 50 grammes de sucre par 24 heures. Ils se maintiennent dans de bonnes conditions d'état général, et, en s'observant, ils parviennent à vivre en bonne intelligence avec leur ennemi, sans en être incommodés autrement que pour leur régime.

La présence de l'albumine dans les urines ne contre-indique pas non plus l'usage des alcalins. M. Bouchard a montré que l'urine albumineuse des diabétiques donnait presque constamment un coagulum non rétractile; la rétraction du coagulum ne s'observerait que dans les cas où le diabète est réellement compliqué du mal de Bright. Cette albumine n'est donc point l'albumine du sang, mais une matière protéique provenant de la désassimilation viciée des éléments anatomiques. On ne constate pas de cylindres dans les sédiments, ni œdème, ni troubles cardiaques. Lorsque la néphrite interstitielle se montre, elle s'explique par l'exagération fonctionnelle du rein. Or, comme il peut en résulter de l'anurie, une véritable constipation rénale, et que les alcalins rendent le rein perméable, rétablissent ses fonctions excrétoires, il est tout naturel de ne pas les redouter. Ils agissent d'ailleurs, à la fois, sur l'état général et sur l'état local; leur action est donc doublement favorable, car ils diminuent la polyurie, la glycosurie et décongestionnent le filtre rénal.

Dans son traité des maladies des reins, le Dr Lecorché les considère comme utiles : 1° dans les deux premières périodes d'hypérémie et de prolifération des cellules intra-canaliculaires de la néphrite parenchymateuse ; ils seraient capables de s'opposer à l'évolution de la néphrite, d'empêcher la période régressive graisseuse et l'atrophie ; 2° au début de la néphrite intersti-tielle, ils feraient disparaître les cellules lymphoïdes qui infiltrent le tissu connectif inter-canaliculaire et préviendraient l'hyperplasie du tissu connectif interstitiel, à condition qu'il n'y ait pas d'hypertrophie du cœur, localisée au ventricule gauche, et des altérations athéroma-teuses des artères, trop avancées.

Toutes les lésions cardiaques sont autant de contre-indications.

Il faut moins craindre la présence transitoire de substances albuminoïdes dans les urines, que la surélimination persistante de l'urée et des phosphates. Une pareille perturbation désassimi-latoire dispose à la consomption et peut ouvrir la porte à des complications redoutables.

La rétinite, ou mieux les hémorrhagies réti-niennes qui surviennent généralement à une période avancée du diabète, ainsi que les com-plications thoraciques, particulièrement la tuber-culose, malgré ses répits, ne sauraient bénéfi-cier non plus de la cure alcaline. Même exclusion pour cette forme de diabète, avec autophagie, qui se trouve liée aux lésions du pancréas et aboutit presque fatalement à la tuberculose.

Une dernière considération mérite de nous arrêter, c'est celle des rapports de la syphilis et du diabète. La syphilis ne détermine le diabète que par l'action locale de certaines de ses manifestations. Ainsi, la glycosurie peut survenir dans le cours d'une syphilis cérébrale, soit que les lésions néoplasiques portent sur le plancher du quatrième ventricule, soit qu'elles déterminent sur ce point un acte d'inhibition (Augagneur). Dans ce cas, c'est la tumeur cérébrale qui amène la glycosurie et non la syphilis. Par conséquent Vichy n'a rien à voir dans les cas de cet ordre. Il devient, au contraire, très utile, lorsqu'un sujet préalablement diabétique gagne la syphilis. Il importe de traiter les deux maladies à la fois, chez les femmes surtout, qui ont si facilement des diabétides génitales. Le contact de l'urine sucrée agit certainement sur le chancre, qui devient remarquable par son étendue, ses tendances à la gangrène et au phagédénisme. En outre, le chancre des diabétiques disparaît lentement et peut laisser après lui des cicatrices rétractiles. Le traitement local devient quelquefois indispensable pour amener une guérison, que le traitement général semble impuissant à déterminer. Cela devient surtout sensible, lorsque la dose de sucre est élevée.

Il n'est pas prouvé que les accidents secondaires puissent avoir une apparition hâtive, sous l'influence du diabète. Par contre, il se pourrait que certaines lésions secondaires devinssent plus aisément ulcéreuses ou érosives. Cela s'expliquerait par la présence du sucre dans la peau;

c'est ce sucre, déposé au point où s'établit la colonie microbienne, qui donnerait à l'inflammation sa forme ulcéreuse et gangréneuse.

Je conclus en disant : bien que la marche générale de la syphilis ne semble pas influencée par le diabète, celui-ci ne peut qu'aggraver les accidents locaux de la syphilis; il importe de faire baisser le sucre, dans ce cas, et la cure alcaline peut précéder ou marcher concurremment avec le traitement spécifique.

GOUTTE

GRAVELLE URIQUE

COLIQUES NÉPHRÉTIQUES

DERMATOSES ARTHRITIQUES

C'est la goutte jeune, floride, chez les sujets de 30 à 50 ans, pléthoriques, obèses, gros mangeurs et n'ayant pas encore de lésions importantes des jointures, qui est surtout tributaire de nos eaux. Elles sont avantageuses, au début, pour combattre les troubles digestifs, les altérations nutritives de tout ordre, la production en excès de l'acide urique et son accumulation dans l'économie, surtout du côté des petites articulations. La diathèse se dissimule sous les états les plus disparates (dyspepsies, névralgies, vertiges, douleurs rénales et vésicales, lithiase biliaire, migraine, asthme, hémorrhoïdes, éruptions cutanées, etc.), lesquels précèdent généralement l'attaque de goutte. Il importe de la reconnaître de bonne heure et de l'attaquer dans ses accidents les plus ordinaires, comme dans ses manifestations les plus obscures, de manière à prévenir les complications.

En veillant sur les fonctions rénales, en facilitant l'élimination de l'acide urique, on peut retarder longtemps les dépôts et l'hyperplasie de la néphrite interstitielle. D'où la nécessité de restreindre l'apport des matériaux azotés et d'en faciliter la combustion, au sein de l'organisme, par la vie au grand air, l'activité physique (exercice, gymnastique, escrime, etc.), les frictions, les douches, le massage, etc.

L'habitude de donner en excès de la viande crue ou cuite aux enfants, de préférence lorsqu'ils sont issus de goutteux avérés, de graveleux, de diabétiques, contribue certainement à perturber la marche normale des échanges nutritifs et à préparer le terrain, où la goutte se montrera tôt ou tard.

Si, dans leur première jeunesse, ils jouissent d'une espèce d'immunité, cela tient à ce que le système nerveux, dont l'action est alors à son summum d'activité, tient presque tous les autres systèmes sous sa dépendance. Les fonctions respiratoires et circulatoires, surexcitées encore par un exercice incessant, sont également très actives et conséquemment les combustions organiques, plus complètes aussi, doivent s'opposer à la formation de l'acide urique. En outre, les matériaux azotés fournis par l'alimentation sont, pour la plus grande part, dépensés au profit de la croissance.

Plus tard, dans la maturité, on devra donc se rapprocher autant que possible de la nature, et, comme on ne peut pas rendre vingt ans aux intéressés, compléter ces précautions hygiéniques et diététiques par l'emploi des alcalins, qui, d'après M. Rendu (article *Goutte* du Dict. encyclopédique), constituent la médication la plus efficace que nous ayons à opposer à la diathèse goutteuse : « Les bons effets, dit-il, se font surtout sentir quand la maladie est récente ; elle paraît diminuer la violence des accès, et semble en prévenir les retours ; il n'est pas rare de voir, au bout d'une ou deux saisons à Vichy, les crises articulaires disparaître presque complètement, ainsi que le sable urinaire. Dans les formes larvées de la goutte viscérale, qui se traduisent si souvent par la lithiase biliaire, l'obésité, le diabète, les eaux de Vichy agissent d'une manière merveilleuse. »

A la page 208, le Dr Rendu proteste contre le scepticisme répréhensible des médecins, qui se désintéressent de toute thérapeutique contre la goutte :

« Il ne faut pas, sous prétexte de respecter la marche naturelle du mal, nier la possibilité de toute intervention utile, et, de peur de nuire, ériger en dogme la suppression de tout traitement même palliatif..... Ce dont il importe d'être persuadé, c'est de la nécessité de traiter avant tout la maladie et non pas seulement les accidents qu'elle détermine. C'est à l'état constitutionnel qu'il faut s'attaquer, c'est lui qui doit être modifié. Les manifestations fluxionnaires et douloureuses n'en sont que des épisodes secondaires, beaucoup moins importants au point de vue thérapeutique. »

L'habitude de prescrire une source chaude, comme l'Hôpital, le matin, et une source froide, le soir, comme les Célestins, s'explique non seulement par les propriétés inhérentes à chaque fontaine, mais aussi par ce fait que l'eau froide produit une diurèse rapide, en augmentant la tension artérielle et en excitant la sécrétion rénale. L'eau chaude séjourne mieux dans l'économie, ce qui lui permet de s'imprégner des déchets non utilisés (Bouchard) et de modifier la constitution intime du sang; par ces deux moyens, combinés avec la cure externe, on parvient à entraîner les produits anormaux déjà formés et à empêcher leur reproduction.

Habituellement, après une saison de 20 à 25 jours, les goutteux qui avaient des crises, trois ou quatre fois par an, restent quelquefois plusieurs années sans en être atteints. Lorsqu'il y a rechute, les crises sont plus éloignées et plus courtes.

Quant à la gravelle rouge, ou gravelle urique, elle est mieux amendée à Vichy qu'à Vittel, Contrexéville et autres stations. Il faut y adresser, au contraire, les malades qui rendent des phosphates de chaux ou des phosphates ammoniaco-magnésiens, ou possèdent une irritabilité permanente d'un point quelconque des voies urinaires. Pougues peut servir d'intermédiaire entre les eaux fortement bicarbonatées de Vichy et les sources du groupe vosgien.

La lithiase oxalique, surtout lorsqu'on est en présence de dépôts mixtes d'acide urique et d'oxalate de chaux, la lithiase due à la formation de concrétions de nature diverse, avec réaction variable de l'urine, ou lithiase indifférente (xanthique, cystique), peuvent aussi être tributaires de nos eaux ; mais leur efficacité est moins nette que dans la gravelle urique.

Dans ce dernier cas, il y a excédent de la recette sur la dépense ; le traitement fait disparaître la perturbation apportée à la loi de l'équilibre nutritif et empêche ultérieurement le retour des horribles douleurs de la colique néphrétique.

J'hésite encore à attribuer aux eaux de Vichy une action dissolvante et désagrégeante sur les graviers d'acide urique ou d'urate de soude, comme cela a été affirmé ; je pense qu'elles agissent avant tout par leurs propriétés éliminatrices, en facilitant l'expulsion des sables et des mucus qui les agglutinent, en neutralisant ou en atténuant la disposition diathésique qui domine tous les accidents. C'est parce que l'état général est d'abord modifié que des fils et filles de goutteux, qui ont, les uns, une tendance aux congestions et à la sclérose de la prostate, les autres, de la métrite chronique, se trouvent bien d'avoir accompagné les auteurs de leurs jours.

Ceci revient à dire qu'il faut remonter au point de départ; on combat l'effet, en s'attaquant à la cause.

Dans une communication faite à la Société médico-pratique, sur l'oxalurie, le Dr Picard dit « qu'on devra, surtout chez les graveleux, beaucoup compter sur Vals et Vichy ».

Il en est de même des affections cutanées, qui ne sont qu'une portion de la maladie : les diverses formes d'acné, certains eczémas nummulaires, en placards peu étendus, et la plupart des dermatoses que l'on peut rattacher à l'uricémie, sont logiquement susceptibles d'être effacés par les eaux de Vichy. Cette intervention n'exclut pas les applications locales; mais la guérison est plus prompte, comme j'ai pu m'en convaincre par des expériences comparatives, entreprises dans le service de M. Besnier, à l'hôpital Saint-Louis, lorsqu'on a soin de faire marcher de pair la cure générale et le traitement particulier.

PUBLICATIONS

Du Dr GRELLETY

1872. Une série de trente-cinq articles dans le *Républicain de la Dordogne*.

1873. De l'hématurie dite essentielle, dans les climats tempérés. In-8 de 70 pages. Paris. Thèse.

1874. *Vichy médical*. Guide des malades à Vichy. Imp. Wallon. In-12 de 275 p.

1876. Quelques conseils sur l'hygiène et le régime des malades. In-8 de 80 p.

— Du merveilleux au point de vue médical. G. Baillière. In-8 de 86 p.

1877. Curiosités et monstruosités médicales. 400 pages. (Epuisé.)

— Clinique de la Ville. Observations curieuses. *Mouvement médical*.

— Vichy et ses eaux minérales. Etude des eaux et de leurs propriétés. In-12 de 368 p.

— De l'hérédité de la phthisie. *Bulletin médical du Nord*, t. XVI, n° 12.

— Influence de l'abus du tabac sur les troubles gastro-intestinaux. Médaille de bronze.

1878. Contribution à la thérapeutique de quelques dermatoses de nature arthritique. In-8 de 48 pages. G. Baillière.

— De la roséole quinique. — 2° De la teigne faveuse tardive, 14 août et 14 septembre, *France médicale*.

— De l'érysipèle lié à la menstruation, 20 avril, *Gazette obstétricale*.

— Traitement du psoriasis par l'acide chrysophanique. — De la version par manœuvres externes. *Lyon-médical*.

— Traitement du hoquet simple. *Journal de médecine de la Haute-Vienne*.

1878. D'un moyen propre à relever les constitutions et le niveau des tempéraments en France. *Mouvement médical*.

1879. L'ataxie aux eaux de La Malou. Rapport, *Annales d'hydrologie*.

— Considérations sur la chlorose et l'anémie. Lyon, Association typographique.

— Traitement de la contracture permanente dans l'hystéro-épilepsie. *Journal de la Société médicale de la Haute-Vienne*, janvier, n° 7.

— La métallothérapie à la Salpêtrière. Communication à la Société des sciences, belles-lettres et arts d'Orléans.

— Lettres de Nice. *Monde thermal*, 28 janvier et 6 février.

— Mécanisme des accidents mortels qui, dans certains cas, accompagnent l'évacuation trop prompte de la vessie, au moyen de la sonde. *France médicale*, 5 mars 1879.

— Du climat de Nice et des maladies traitées dans cette ville, particulièrement de la phthisie. In-8 de 20 pages, Typographie Hennuyer.

— Des divers traitements de la fièvre typhoïde, couronné au concours par la Société médicale de Tours.

— Documents inédits sur la cirrhose hypertrophique et la lithiase biliaire. *France médicale*.

— Bibliographie de Vichy, etc... In-8 de 70 pages. Mémoire couronné par l'Académie de médecine.

1880. Nouvelles preuves des bons effets des eaux alcalines dans le traitement des dermopathies de nature arthritique.

— De l'emploi de la sonde stomacale. *Journal de la Société médicale de la Haute-Vienne*, n° 3.

— Une cure thermale aux eaux de Vichy pendant le XVIIe siècle. *Revue scientifique*, n° du 27 mars. — Le carica papaya. *France médicale*, n^os des 8 et 12 mai.

— L'hygiène et le nouveau poêle, dit américain. *Journal d'hygiène*, 29 avril.

— Le mariage, ses avantages et sa moralité. Edition elzévir sur papier de Hollande, in-12 de 120 pages. Imp. Protat. Médaille d'honneur de la Société d'encouragement au bien.

— Des principales complications du diabète. In-8 de 15 p., Lyon, Association typographique.

1880. Analyse et compte-rendu des 17 thèses d'agrégation en médecine soutenues en mars 1880. G. Masson, in-8 de 127 pages.

1881. Notice médicale de la Compagnie fermière sur les eaux de Vichy, in-8 de 74 p. Traduite en six langues.

— De la rage et de sa prophylaxie. *Journal d'hygiène*.

- De la chèvre-nourrice, au point de vue de l'allaitement et de la thérapeutique. Comm. à la Société de thérapeutique.

— De l'abus de l'hydrothérapie dans les stations thermales.

— Discours prononcés à la Société amicale des Périgourdins. Compte-rendu des réunions. Imp. Pichon et plus tard Vieillemard.

1882. Les desiderata de Vichy. Un numéro spécial de l'avenir de Vichy. Articles analogues, les années suivantes. Article bile, bilieux, biliaire, boisson, eaux minérales, dans le *Dictionnaire de médecine populaire*.

1883. Vichy-Cusset et leurs eaux minérales. 3e édition. Imp. Wallon, in-12 de 422 pages.

— Traité élémentaire de la fièvre typhoïde. In-8 de 420 pages. A. Delahaye et Lecrosnier.

— Des précautions hygiéniques et prophylactiques à prendre contre la fièvre typhoïde. Publié par la Société française d'hygiène. In-12 de 22 pages.

— Les imperfections du corps humain. 3 numéros de l'*Hygiène pratique*.

— Les bains chauds à Paris. *Journal d'hygiène*.

— L'inspectorat médical des eaux minérales (plusieurs articles).

1884. De l'hygiène et du régime des malades à Vichy. 2e édition, in-8 de 132 pages.

— Pour tuer le temps. Livre d'heures perdues. Imp. Bougarel. In-12 de 287 pages.

— Les cures de Mme de Sévigné à Vichy. 13 pages. *Revue bourbonnaise*.

— Traitement du psoriasis par la traumaticine chrysophanique. *Revue médicale de Toulouse*.

1885. De la lithiase biliaire et de la pseudo-gravelle hépatique. *Journal de médecine de Bordeaux*, 27 septembre.

— Des propriétés thérapeutiques faussement attribuées à l'urine. *Journal d'hygiène*.

— Influence nocive des voyages après le mariage. *Gazette de gynécologie*.

— La natalité en France. *Gazette de gynécologie*.

1887. De l'eczéma et de son traitement. *Journal de la Société médicale de la Haute-Vienne*. Juillet 1886.

1886. De quelques notions récentes sur la syphilis et certains accidents vénériens. Bordeaux, Gounouilhou.

— L'avarice et les avares. Une série d'articles parus dans l'*Hygiène pratique* et traduits en Espagnol. In-8 de 32 pages.

— Vichy et ses eaux minérales, 4e édition. A. Delahaye et Lecrosnier, in-12 de 522 pages.

— Traitement du prurit anal. O. Doin, in-8 de 8 pages.

— Discours de présidence au diner de la Presse scientifique. *Le Travail*, 7 février.

— Le luxe et la Famille. Education défectueuse des jeunes filles. La jeune mère. Juin 1886.

— De l'hygiène et du régime alimentaire pendant l'été. *Journal d'hygiène.*

1887. Des accidents cutanés produits par le bromure de potassium. Imp. Protat, in-12 de 18 pages.

— De la syphilis infantile. Juin. *Bulletin médical*, page 499.

— Considérations sur la syphilis contractée pendant la grossesse. Imp. Protat, in-12 de 17 pages.

— Villes d'eaux et bains de mer. Fantaisie macabre. Vision posthume d'un médecin de ville d'eaux. *Monde Thermal.*

— Les pellicules de la tête. L'acné ou couperose. *Hygiène de la Famille.*

— Dictionnaire fantaisiste. *Gazette de gynécologie.*

1888. Du silence imposé pendant les repas, dans les pensionnats. Mâcon, imp. Protat, in-18 de 15 pages.

1888. De l'influence de la menstruation et des états pathologiques de l'utérus sur les maladies cutanées. Imp. Protat, in-12 de 35 pages.

— Hygiène et régime des malades à Vichy, 3e édition. Imp. Protat, in-12 de 134 pages.

— Instruments de gynécologie trouvés à Pompéi et Herculanum. Le musée secret de Naples. *Gazette de gynécologie.*

— La calligraphie médicale. *Gazette de gynécologie.*

— Erreurs populaires au sujet des maladies de la peau. *Journal d'hygiène.*

— Danger de la publicité des crimes. 2o Notes et impressions. 3o La réhabilitation des... bêtes. *Journal d'hygiène de la Famille.*

— De nombreux articles de bibliographie. Comptes rendus des séances de la Société d'hydrologie, pendant deux ans, et de la Société de thérapeutique, depuis 1881.

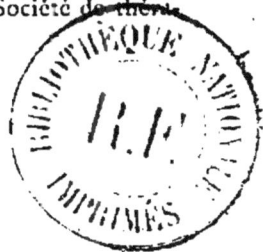

BIBLIOTHÈQUE NATIONALE B.P. IMPRIMÉS

140

MACON, IMPRIMERIE PROTAT FRÈRES

MACON, IMPRIMERIE PROTAT FRÈRES.

www.ingramcontent.com/pod-product-compliance
Lightning Source LLC
Chambersburg PA
CBHW071341200326
41520CB00013B/3070